BEI GRIN MACHT SICH IHR WISSEN BEZAHLT

- Wir veröffentlichen Ihre Hausarbeit,
  Bachelor- und Masterarbeit

- Ihr eigenes eBook und Buch -
  weltweit in allen wichtigen Shops

- Verdienen Sie an jedem Verkauf

**Jetzt bei www.GRIN.com hochladen
und kostenlos publizieren**

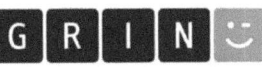

Bibliografische Information der Deutschen Nationalbibliothek:

Die Deutsche Bibliothek verzeichnet diese Publikation in der Deutschen National-
bibliografie; detaillierte bibliografische Daten sind im Internet über http://dnb.d-
nb.de/ abrufbar.

Impressum:

Copyright © 2017 GRIN Verlag
Druck und Bindung: Books on Demand GmbH, Norderstedt Germany
ISBN: 9783668637580

Dieses Buch bei GRIN:

https://www.grin.com/document/412664

Henriette Jahn

Psychische Belastung beruflich Pflegender im Umgang mit demenziell erkrankten Patientinnen und Patienten

GRIN Verlag

GRIN - Your knowledge has value

Der GRIN Verlag publiziert seit 1998 wissenschaftliche Arbeiten von Studenten, Hochschullehrern und anderen Akademikern als eBook und gedrucktes Buch. Die Verlagswebsite www.grin.com ist die ideale Plattform zur Veröffentlichung von Hausarbeiten, Abschlussarbeiten, wissenschaftlichen Aufsätzen, Dissertationen und Fachbüchern.

Besuchen Sie uns im Internet:

http://www.grin.com/

http://www.facebook.com/grincom

http://www.twitter.com/grin_com

Psychische Belastung beruflich Pflegender im Umgang mit demenziell erkrankten Patientinnen und Patienten

Präventionsmöglichkeiten für Betroffene

REFLEXIONSBERICHT

vorgelegt am: 18. September 2017

Studienbereich: Sozialwesen

Studienfeld: Gesundheit

Studiengang: Interprofessionelle Gesundheitsversorgung

Studienjahrgang: 2016

Studienhalbjahr: 2

von

Henriette Jahn

Inhaltsverzeichnis

Abkürzungsverzeichnis

AU-Tage:	Arbeitsunfähigkeitstage
BGW:	Berufsgenossenschaft für Gesundheitsdienst und Wohlfahrtspflege
BMFSJ:	Bundesministerium für Familie, Senioren, Frauen und Jugend
BPSD:	behavioral and psychological symptoms of dementia
bvFTD:	behavioral variant FTD
DAT:	Demenz vom Alzheimer-Typ
DLK:	Demenz mit Lewy-Körperchen
DNA:	Desoxyribonukleinsäure
EuroCoDe:	European Collaboration on Dementia
FTD:	Frontotemporale Demenz
FTLD:	Frontotemporale lobäre Degeneration
TIA:	Transitorische ischämische Attacke
VAD:	Vaskuläre Demenz

Tabellenverzeichnis

Abbildungsverzeichnis

1 Einleitung

Im Rahmen des Moduls Wissenschaftliches Arbeiten im Studiengang Interprofessionelle Gesundheitsversorgung an der Dualen Hochschule Baden-Württemberg in Heidenheim soll ein Reflexionsbericht zu einem pflegerelevanten Thema verfasst werden. Hierbei wird die Thematik der psychischen Belastung beruflich Pflegender im Umgang mit demenziell erkrankten Patientinnen und Patienten, sowie Präventionsmöglichkeiten hierfür behandelt. Die Zahl der Neuerkrankung an Demenz nimmt jährlich um ca. 40.000 zu.[1] Dies lässt sich vor allem durch die verbesserte medizinische Versorgung und die daraus resultierende höhere Lebenserwartung erklären.[2] Diese steigende Zahl an Neuerkrankungen geht auch mit einem erhöhten Pflegebedarf dieser Patientinnen und Patienten einher.[3] Hört man sich in den eigenen Reihen um, so wird sehr schnell deutlich, dass vor allem die psychische Belastung beruflich Pflegender im Umgang mit Demenzerkrankten zugenommen hat. Gründe dafür sind vor allem inadäquate Arbeitsbedingungen und das oft herausfordernde Verhalten demenziell erkrankter Patientinnen und Patienten.[4] Von Seiten der Arbeitgeber werden den besonderen psychischen Belastungen dieser Pflegekräfte oft nur sehr wenig Bedeutung zugeschrieben. [5] Es besteht ein großer Bedarf nach einer Sensibilisierung der Arbeitgeber auf das bestehende Problem, sowie nach der Entwicklung und Etablierung präventiver Maßnahmen hierfür. Um eine psychischen Überbelastung von beruflich Pflegenden im Umgang mit demenziell erkrankten Patientinnen und Patienten vorzubeugen und präventive Maßnahmen zu entwickeln, ist vor allem die umfassende Kenntnis der Faktoren wichtig, die zu der steigenden psychischen Belastung dieser Berufsgruppe beitragen. Im Rahmen dieser Arbeit sollen umfassend Faktoren und Gründe für psychische Belastungen ermittelt werden, sowie Präventionsmöglichkeiten die beruflich Pflegende selbstständig umsetzen können und Möglichkeiten zur betrieblichen Gesundheitsförderung, welche explizit die psychische Belastung beruflich Pflegender im Umgang mit Demenzerkrankten ansprechen, aufgezeigt werden.

---

[1] Vgl.: https://www.deutsche-alzheimer.de/ueber-uns/aktuelles/artikelansicht/artikel/die-zahl-der-demenzkranken-steigt-jaehrlich-um-40000.html (abgerufen am: 05.07.2017).

[2] Vgl.: http://www.zeit.de/wissen/gesundheit/2015-08/demenz-alzheimer-erkrankung-heilung (abgerufen am: 05.07.2017).

[3] Vgl.: Sonntag, K. / von Reibnitz, Ch. (2014), S. 11.

[4] Vgl.: Misch, F. (2013), S. 15-17.

[5] Vgl.: Glaser, J. / Höger, Th. (2005), S. 7.

2 Problemstellung mit Forschungsfrage

Das Bundesministerium für Familie, Senioren, Frauen und Jugend (BMFSJF) meldete 2010, dass von 2,25 Millionen pflegebedürftigen Personen in Deutschland 1,3 Millionen an einer Demenz erkrankt sind.[6] Dies sind über 57 Prozent aller pflegebedürftigen Menschen in Deutschland. Bei der Betrachtung dieser Zahlen wird sehr deutlich, dass die Demenz eine sehr relevante Rolle in Bezug auf die Pflegebedürftigkeit hat. Das BMFSFJ prognostizierte zudem, dass sich die Zahl der an Demenz erkrankten Menschen bis zum Jahr 2050 verdoppeln werde, wenn der Stand der Forschung bezüglich der Prävention und Therapie auf dem bisherigen Stand bliebe.[7] Während der Beanspruchung und Belastung pflegender Angehörige viel Aufmerksamkeit geschenkt wird, werden die psychischen Belastungen beruflich Pflegender bezüglich dieser Thematik eher außer Acht gelassen. Jedoch sollten diese nicht vernachlässigt werden. Zwar werden lediglich ein Viertel der demenziell erkrankten Personen vollstationär in pflegerischen Einrichtungen versorgt[8] , jedoch sollte die Beanspruchung der Pflegenden aufgrund unterschiedlichster Faktoren, wie beispielsweise einer vielfältigen herausfordernden Symptomatik der demenziellen Erkrankten, nicht unterschätzt werden. [9] Es stellt sich somit die Frage, welche Gründe gibt es für die psychische Belastung beruflich Pflegender im Umgang mit demenziell erkrankten Patientinnen und Patienten, und welche Präventionsmöglichkeiten gibt es hierfür für die Betroffenen selbst, als auch im Rahmen der betrieblichen Gesundheitsförderung? Im Rahmen dieses Reflexionsberichtes soll das Krankheitsbild der Demenz und verschiedenen Formen des Krankheitsbildes erläutert werden, zudem sollen die in der Forschungsfrage aufgeführten Komponenten ausgearbeitet werden.

---

[6] Vgl.: https://www.bmfsfj.de/bmfsfj/aktuelles/alle-meldungen/neues-internetportal--wegweiser-demenz--online/77932?view=DEFAULT (abgerufen am: 20.08.2017).

[7] Vgl.: https://www.bmfsfj.de/bmfsfj/aktuelles/alle-meldungen/neues-internetportal--wegweiser-demenz--online/77932?view=DEFAULT (abgerufen am: 20.08.2017).

[8] Vgl.:
https://www.destatis.de/DE/Publikationen/Thematisch/Gesundheit/Pflege/PflegeDeutschlandergebnisse5224001159004.pdf?__blob=publicationFile (abgerufen am: 12.09.2017).

[9] Vgl.: Misch, F. (2013), S. 14.

3 Methodik

Aufgrund der Rahmenbedingungen und demzufolge der vorgegebenen begrenzten Seitenzahl[10] wurde eine systematische Literaturrecherche mit anschließender -analyse durchgeführt, um die Forschungsfrage „Welche Gründe gibt es für die psychische Belastung beruflich Pflegender im Umgang mit demenziell erkrankten Patientinnen und Patienten, und welche Präventionsmöglichkeiten gibt es hierfür für die Betroffenen selbst, als auch im Rahmen des betrieblichen Gesundheitsmanagements?" zu beantworten.

4 Durchführung

Die systematische Literaturrecherche dient dazu, um systematische Verzerrungen - auch Bias genannt – frühzeitig zu erkennen. Die systematische Literaturrecherche umfasst insgesamt acht Schritte (siehe Tab. 1, S. 3).[11]

Schritte der systematischen Literaturrecherche	
1.	Konkretisierung der Fragestellung und der erwarteten Ergebnisse
2.	Auswahl geeigneter Recherchequellen
3.	Festlegung des Suchvokabulars und Entwicklung der Strategie
4.	Durchführung der Suche in den ausgewählten Quellen
5.	Sichtung der Ergebnisse und Anpassung der Recherchestrategien
6.	Erneute Durchführung der Suche
7.	Sichtung der Treffer auf Relevanz und Dubletten
8.	Dokumentation der Recherche

Tab. 1: Schritte der systematischen Literaturrecherche. [12]

Nachdem die Fragestellung sowohl mit der wissenschaftlichen Betreuung, als auch mit der fachlichen Betreuung festgelegt wurde, wurde zunächst im online zugänglichen Bibliothekskatalog der DHBW Heidenheim nach passender Literatur gesucht. Zunächst wurde nach den Stichwörtern „Pflege psychische Belastung" gesucht. Hierbei gab es allerdings einen sehr geringen Erfolg, sodass weitere Stichwörter wie „Betriebliches Gesundheitsmanagement Pflege" eingegeben wurden. Diese Suche war erfolgreicher, sodass die Literatur ausgewählt und gesichtet wurde.

---

[10] Vgl. Duale Hochschule Baden-Württemberg (2015): Studien- und Prüfungsordnung für die Bachelorstudiengänge im Studienbereich Sozialwesen der Dualen Hochschule Baden-Württemberg (DHBW) (Studien- und Prüfungsordnung DHBW Sozialwesen - StuPrO DHBW Sozialwesen), S. 18.

[11] Vgl.: http://www.cochrane.de/sites/cochrane.de/files/public/uploads/20130517_Manual_Literaturrecherche_Final-1.pdf (abgerufen am: 15.09.2017).

[12] In Anlehnung an: http://www.cochrane.de/sites/cochrane.de/files/public/uploads/20130517_Manual_Literaturrecherche_Final-1.pdf (abgerufen am: 15.09.2017).

Zudem wurde auch auf Google Scholar nach passender Literatur recherchiert. Es wurden Stichwörter wie „Psychische Belastung im Umgang mit Demenz", „Prävention psychischer Belastungen in der Pflege" sowie „Umgang Demenz Belastung" eingegeben. Diese Suche war ebenfalls sehr erfolgreich, jedoch ergab sich hierbei die Problematik, dass konkret zur psychischen Belastung beruflich Pflegender im Umgang mit Demenzerkrankten sehr wenig Literatur vorhanden ist. Es gibt hingegen sehr viel Literatur zu der psychischen Belastung pflegender Angehörigen, jedoch wurde diese Literatur aus der Recherche ausgeschlossen, da diese nicht das Thema der Forschungsfrage auffasst. Abschließend wurde noch auf der Internetseite der Deutschen Alzheimer Gesellschaft nach konkreter Information zum Krankheitsbild Demenz gesucht. Nach der ersten Recherche erfolgte eine erneute, konkretere Suche im Springer Online Portal. Hierbei wurde explizit nach „Demenz", „Vaskuläre Demenz", „Frontotemporale Demenz" und „Lewy-Körperchen-Demenz" gesucht. Hierbei wurden mehrere Artikel aus Fachzeitschriften gefunden. Nach der erfolgreichen Recherche wurde die Literatur gesichtet, kritisch gelesen und überprüft, ob es um Sekundärliteratur handele. War dies der Fall, so wurde nach der Primärliteratur recherchiert. Zuletzt wurde die Recherche dokumentiert.

5 Ergebnisse

Im Folgenden werden die Ergebnisse dargestellt, welche zur Beantwortung der Forschungsfrage „Welche Gründe gibt es für die psychische Belastung beruflich Pflegender im Umgang mit demenziell erkrankten Patientinnen und Patienten, und welche Präventionsmöglichkeiten gibt es hierfür für die Betroffenen selbst, als auch im Rahmen der betrieblichen Gesundheitsförderung?" beitragen. Um etwaige Unklarheiten über den Begriff Demenz und die damit verbundenen Inhalte aufzuklären, wird zunächst auf diese näher eingegangen.

5.1 Demenz

Spricht man von Demenz, so ist ein Zustand gemeint, bei welchem die Erkrankten - meist im Verlauf mehrerer Jahre – ihre intellektuellen Fähigkeiten verlieren und somit in den Aktivitäten des täglichen Lebens beeinträchtigt sind.[13] Die Demenzerkrankung hat verschiedenste Ursachen, daher wird sie in unterschiedliche Formen aufgeteilt. Die relevantesten sind hierbei die Alzheimer-Demenz, die vaskuläre Demenz, die frontotemporale Demenz, sowie die Lewy-Körperchen Demenz. Nahezu 72% der

---

[13] Vgl.: Bernd H. / Kastner, U. (2013), S.11.

Demenzerkrankten leiden, laut der EURODEM-Studie der Rotterdamer Erasmus-Universität, unter der Alzheimer-Demenz. Die vaskuläre Demenz ist mit 16 Prozent die zweithäufigste Form der Demenz. Die Lewy-Körperchen Demenz und die frontotemporale Demenz werden innerhalb dieser Studie mit weiteren Demenzformen zusammengefasst. Hiervon sind lediglich 12 Prozent der demenziell erkrankten Menschen betroffen (siehe Abb. 1, S. 5).[14] Trotz der unterschiedlichen Ursachen, liegt bei den verschiedenen Formen eine ähnliche Symptomatik vor. [15] Zu Beginn der Erkrankung neigen die Betroffenen zunächst zu Vergesslichkeit. Daraus ist zu schließen, dass im Anfangsstadium der Erkrankung vor allem das Kurzzeitgedächtnis betroffen ist. Zudem ist es sehr häufig, dass es zu einer Verminderung der Konzentrationsleistung der Erkrankten kommt. [16] Im Verlauf der Erkrankung nehmen vor allem die Verhaltensstörungen, wie beispielsweise ein Bewegungsdrang, sich-wiederholende Bewegungen oder auch das Sammeln verschiedenster Dinge zu.

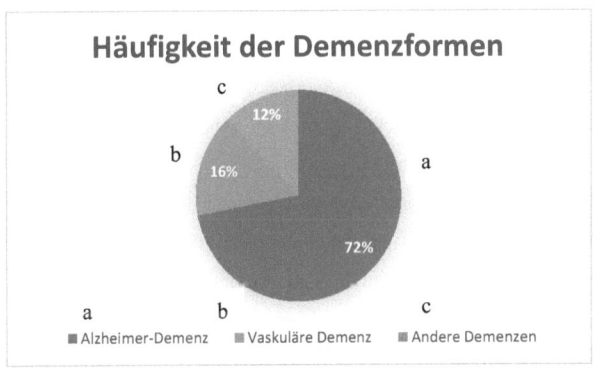

Abb. 1: Häufigkeit der Demenzformen.[17]

Aber auch das Sexualverhalten kann sich im Zuge dessen verändern. So ist etwa eine enorme Steigerung oder ein Erlöschen des Sexualtriebes möglich. Neben den eben genannten Verhaltensstörungen nehmen auch die Gedächtnisstörungen im Verlauf der Erkrankung zu. Das bedeutet, dass bei der Weiterentwicklung der Krankheit, neben dem Kurzzeitgedächtnis auch das Langzeitgedächtnis betroffen sein

---

[14] Vgl.: Abt-Zegelin, A. / Tackenberg, P. (2008), S. 24f.

[15] Vgl.: Bernd H. / Kastner, U. (2013), S.11.

[16] Vgl.: https://www.wegweiser-demenz.de/informationen/medizinischer-hintergrund-demenz/demenz-symptome-und-verlauf.html (abgerufen am: 24.08.2017).

[17] Enthalten in: Abt-Zegelin, A. / Tackenberg, P. (2008), S. 25.

wird. Im Zuge der Demenzerkrankung kommt es auch zu einer Verminderung des Denk- und Urteilsvermögens. Dies wirkt sich in einem solchen Ausmaß aus, dass die Erkrankten nicht mehr in der Lage sind auf banale Fragen wie beispielsweise „Haben Sie Hunger?" antworten zu können, da sie den Inhalt der Frage nicht mehr verarbeiten können. Besonders demenziell erkrankte Menschen neigen zu psychischen Störungen. Diese werden unter dem Begriff behavioral and psychological symptoms of dementia – kurz BPSD – zusammengefasst. Unter den BPSD wird jegliche Symptomatik verstanden, welche von Laien, aber auch von professionell Pflegenden als herausforderndes Verhalten betitelt wird. Doch was zählt zu diesem herausfordernden Verhalten? Hierunter fallen jegliche affektiven Störungen. [18] Affektive Störungen werden nach der internationalen statistischen Klassifikation der Krankheiten und verwandter Gesundheitsprobleme, 10 - kurz ICD-10 – als Störungen beschrieben, „(…) deren Hauptsymptome in einer Veränderung der Stimmung oder der Affektivität entweder zur Depression - mit oder ohne begleitende(r) Angst - oder zur gehobenen Stimmung bestehen. Dieser Stimmungswechsel wird meist von einer Veränderung des allgemeinen Aktivitätsniveaus begleitet."[19] Speziell auf das Krankheitsbild der Demenz übertragen, bedeutet dies, dass die Erkrankten sehr plötzlich Aggressionen gegen sich selbst als Person oder gegenüber andere Personen, wie beispielsweise Angehörige oder Pflegepersonen, entwickeln und auch äußern.[20] Inwiefern sich dieses herausfordernde Verhalten auf eine professionell pflegende Person auswirkt wird in Kapitel 5.3.2 expliziter erläutert. Oftmals entwickeln demenziell erkrankte Personen zusätzlich Angststörungen. Diese entstehen meist aufgrund einer existenziell bedrohlichen Erfahrung aus ihrer Vergangenheit, wie beispielsweise das Miterleben eines Weltkrieges. Neben den eben genannten psychischen Störungen können zudem auch Antriebsstörungen und körperliche Symptome auftreten. Besonders die körperlichen Symptome nehmen im Verlauf der Erkrankung zu, werden aber auch bereits im frühen Stadium von den Betroffenen als sehr belastend erlebt. Zu diesen körperlichen Störungen zählen Schlafstörungen, Bewegungseinschränkungen, Sensibilitätsveränderungen, Harn- und Stuhlinkontinenz, sowie Dysphagien.[21] Das Spektrum der körperlichen Symptome ist

[18] Vgl.: Bernd H. / Kastner, U. (2013), S.11-15.
[19] http://www.dimdi.de/static/de/klassi/icd-10-who/index.htm (abgerufen am: 30.08.2017).
[20] Vgl.: Bernd H. / Kastner, U. (2013), S.14.
[21] Vgl.: Bernd H. / Kastner, U. (2013), S. 15.

immens groß. Da diese jedoch nicht der Hauptinhalt der Arbeit sein sollen, wurde sich auf die relevantesten beschränkt.

5.1.1 Alzheimer-Demenz

Die häufigste Form der Demenz ist die Alzheimer-Demenz.[22] Sie wird auch als „Demenz vom Alzheimer-Typ, kurz DAT" [23] bezeichnet. Namensgeber ist der deutsche Neurologe Alois Alzheimer, welcher 1906 erstmals das Krankheitsbild der DAT beschrieben hat.[24] Was tatsächlich die Ursache der DAT ist, ist bisher weitestgehend ungeklärt, jedoch haben Wissenschaftler herausgefunden, dass die DAT auch erblich bedingt auftreten kann. Hierbei handelt es sich um eine dominante Vererbung eines Gens, welches bereits für die Entstehung der Erkrankung ausreicht. Der aktuelle Stand der Forschung ist, dass bisher drei Gene identifiziert werden konnten, welche für die Krankheitsentstehung verantwortlich sein können.[25] Neben dieser bereits festgestellten Ursache, gibt es mehrere Risikofaktoren, welche eine DAT begünstigen können. Vor allem das zunehmende Alter gilt als ein großer Risikofaktor.[26] Dies bestätigt auch eine Studie von Alzheimer Europe im Zusammenschluss der European Collaboration on Dementia (EuroCoDe). Hierbei handelt es sich um eine europäische Feldstudie, welche die Prävalenzrate von Demenzen alters- und geschlechtsspezifisch in Europa erforscht hat. Innerhalb dieser Studie wurde festgestellt, dass mit zunehmenden Alter die Prävalenzrate massiv bei beiden Geschlechtern zunimmt (siehe Tab. 2, S. 8). [27]

---

[22] Vgl.: Bernd H. / Kastner, U. (2013), S. 19.

[23] Bernd H. / Kastner, U. (2013), S. 15.

[24] Vgl.: https://www.deutsche-alzheimer.de/die-krankheit/die-alzheimer-krankheit.html (abgerufen am: 10.08.2017).

[25] Vgl.: https://www.deutsche-alzheimer.de/fileadmin/alz/pdf/factsheets/FactSheet04.pdf (abgerufen am: 11.08.2017).

[26] Vgl.: Bernd H. / Kastner, U. (2013), S. 19.

[27] Vgl.: http://www.alzheimer-europe.org/EN/Research/European-Collaboration-on-Dementia/Prevalence-of-dementia/Prevalence-of-dementia-in-Europe (abgerufen am: 20.08.2017).

Mittlere Prävalenzrate nach EuroCoDe (%)			
Altersgruppe	Männer	Frauen	Insgesamt
65-69	1,79	1,43	1,60
70-74	3,23	3,74	3,50
75-79	6,89	7,63	7,31
80-84	14,35	16,39	15,60
85-89	20,85	28,35	26,11
90 und älter	29,18	44,17	40,95
65 und älter	6,87	10,77	9,08

Tab. 2: Prävalenzrate von Demenzen nach Alter und Geschlecht.[28]

Diese Studie bestätigt somit die Annahme, dass das zunehmende Alter einer der relevantesten Risikofaktoren für die Entwicklung einer DAT ist. Doch nicht nur das Alter ist ein Risikofaktor. Wissenschaftler nennen auch ein erhöhtes Risiko für Gefäßerkrankungen bei dem Betroffenen, ein niedriges Bildungsniveau, langjährigen Alkoholabusus und neurologische Erkrankungen, Schädel-Hirn-Traumen und andere Erkrankungen wie beispielsweise Morbus Parkinson als mögliche Komponenten, die eine DAT begünstigen können. [29] Doch wie unterscheidet sich die DAT von anderen Demenzformen? Der entscheidende Punkt liegt in der Pathologie. Zunächst wird die makroskopische Klinik betrachtet. Bei einer DAT ist ein fortschreitendes Schrumpfen des Gehirns - also eine diffuse Hirnatrophie - festzustellen. Außerdem entstehen vertiefte Windungsfurchen an der Hirnoberfläche und erweiterte Hirnkammern. Erklären kann man sich dies durch einen fortschreitenden Verlust von Nervenzellen. Eine ähnliche Pathologie in der makroskopischen Klinik ist lediglich bei einer Lewy-Körperchen Demenz festzustellen.[30] Auf diese wird in Kapitel 5.1.4 näher eingegangen. Neben den makroskopischen Veränderungen lassen sich auch mikroskopische Veränderungen bei der DAT feststellen. Wissenschaftler haben herausgefunden, dass beim Verlust der Nervenzellen abnorm veränderte Eiweißbruchstücke gebildet werden. Diese lagern sich im Gehirn des Erkrankten ab – man bezeichnet dies als Neurofibrinbündel.

---

[28] In Anlehnung an: http://www.alzheimer-europe.org/EN/Research/European-Collaboration-on-Dementia/Prevalence-of-dementia/Prevalence-of-dementia-in-Europe (abgerufen am: 20.08.2017).

[29] Vgl.: Bernd H. / Kastner, U. (2013), S. 19.

[30] Vgl.: https://www.deutsche-alzheimer.de/fileadmin/alz/pdf/factsheets/FactSheet02_01.pdf (abgerufen am: 20.08.2017).

Diese Neurofibrinbündel bestehen vor allem aus Tau-Proteinen, welche zwar ein herkömmlicher Bestandteil des menschlichen Zellskeletts sind, jedoch bei DAT Erkrankten verhältnismäßig stark mit Phosphat beladen sind. Aufgrund dieser Tatsache kommt es zu verschiedenen Störungen hinsichtlich verschiedenster Prozesse. Dies führt letztendlich zum Absterben der betroffenen Nervenzelle. Jedoch ist dies nicht der einzige Vorgang der bei der DAT innerhalb der mikroskopischen Klinik beschrieben werden kann. Charakteristisch für die DAT sind Eiweißablagerungen bzw. Plaques, welche zwischen den Nervenzellen gefunden wurden.[31] Da diese Plaques aus einem Amyloid-Kern bestehen, werden diese auch als Amyloid-Plaques bezeichnet.[32] Aufgrund dieser Amyloid-Plaques kommt es zu einer gestörten Versorgung mit Sauerstoff und Energie des Gehirns.[33] Ob bei einem demenziell erkrankten Menschen tatsächlich eine DAT vorlag, kann jedoch erst nach dem Tod dieser Person endgültig und sicher diagnostiziert werden. Hierbei wird das Hirngewebe mikroskopisch auf etwaige Veränderungen untersucht.[34] Die Symptomatik liegt bei einer DAT, wie in Kapitel 5.1 beschrieben vor.

5.1.2 Vaskuläre Demenz

Die vaskuläre Demenz (abgekürzt VAD) folgt, wie bereits in Kapitel 5.1 erwähnt, der DAT in ihrer Häufigkeit. Ähnlich zu der DAT, erhöht sich auch bei der VAD die Prävalenz mit zunehmenden Alter (siehe Tab. 3, S. 10). Somit spielt auch das Alter bei der VAD eine tragende Rolle, wenn die Risikofaktoren hierfür geklärt werden sollen. Im Grunde können die Risikofaktoren für eine VAD mit denen anderer vaskulärer Erkrankungen, wie beispielsweise einem Apoplex, verglichen werden. So sind Diabetes mellitus, Herzrhythmusstörungen, Hypertonie und Arteriosklerose begünstigende Faktoren.[35] Somit unterscheiden sich hier die Risikofaktoren grundlegend von denen der DAT. Zudem ist die Ursache für das Entstehen der Demenz bei der VAD weitestgehend geklärt. Dies ist wie bereits erwähnt bei der DAT nicht der Fall.

---

[31] Vgl.: https://www.deutsche-alzheimer.de/fileadmin/alz/pdf/factsheets/FactSheet02_01.pdf (abgerufen am: 20.08.2017).

[32] Vgl.: https://www.deutsche-alzheimer.de/die-krankheit/die-alzheimer-krankheit.html (abgerufen am: 10.08.2017).

[33] Vgl.: https://www.deutsche-alzheimer.de/fileadmin/alz/pdf/factsheets/FactSheet02_01.pdf (abgerufen am: 20.08.2017).

[34] Vgl.: Bernd H. / Kastner, U. (2013), S. 19.

[35] Vgl.: https://www.wegweiser-demenz.de/informationen/medizinischer-hintergrund-demenz/weitere-demenzformen/vaskulaere-demenz.html (abgerufen am: 01.09.2017).

Altersspezifische Prävalenz (%) vaskulärer Demenzen nach Lobo et al. (2000)		
Altersgruppe	Männer	Frauen
65-69	0,5	0,1
70-74	0,8	0,6
75-79	1,9	0,9
80-84	2,4	2,3
85-89	2,4	3,5
90-94	3,6	5,8
95 und älter	-	-
Gesamtrate	1,2	1,3

Tab. 3: Altersspezifische Prävalenz vaskulärer Demenzen. [36]

Wissenschaftler gehen davon aus, dass die VAD durch hypoxisch-ischämische Hirnläsionen verursacht wird.[37] Der neurologische Abbau entsteht somit vor allem durch multiple Infarkte im Gehirn der Betroffenen, welche durch Thrombosen, Blutungen, Embolien oder weiteren ischämieauslösenden Ereignissen entstehen.[38] Aufgrund dessen wird die VAD auch als Multi-Infarkt-Demenz bezeichnet. Somit stehen die VAD und ein bereits erfahrener Apoplex oder eine transitorische ischämische Attacke (TIA) in sehr starker Verbindung, da die Symptome einer VAD meist plötzlich nach dem Auftreten eines Apoplexes oder einer TIA beginnen.[39] Symptomatisch lässt sich die VAD von der DAT in wenigen Bereichen abgrenzen. Vor allem die motorische Kontrolle und die Sprache der Betroffenen ist bei der Multi-Infarkt-Demenz immens gestört.[40] So kann es neben der grundsätzlich bekannten Symptomatik einer Demenz (siehe Kapitel 5.1.2) zu Lähmungen, aber auch zu Aphasien kommen.[41] Zudem sind bei den Betroffenen oftmals die visuell-räumlichen Fähigkeiten und das Abstraktionsvermögen eingeschränkt.[42]

---

[36] In Anlehnung an: Lobo et al. (2000). S. 4-9.
[37] Vgl.: https://link.springer.com/article/10.1007%2Fs00115-002-1317-0?LI=true (abgerufen am: 01.09.2017).
[38] Vgl.: Bernd H. / Kastner, U. (2013), S. 20.
[39] Vgl.: Grond, E. (2005), S.31.
[40] Vgl.: Bernd H. / Kastner, U. (2013), S. 20.
[41] Vgl.: Grond, E. (2005), S.31.
[42] Vgl.: Bernd H. / Kastner, U. (2013), S. 20.

5.1.3 Frontotemporale Demenz

Neben der DAT und der VAD ist auch die frontotemporale Demenz (abgekürzt: FTD) von Bedeutung. Diese zählt zu den frontotemporalen lobären Degenerationen (abgekürzt: FTLD), welche eine Gruppe von Erkrankungen darstellt, deren Leitsymptome sich hauptsächlich auf Veränderungen der Persönlichkeit, des Sozialverhaltens und der sprachlichen Fähigkeiten beziehen. Ursächlich für die FTLD ist der Untergang von Nervenzellen in spezifischen Gehirnlappen. Hierbei sind der Stirnlappen – auch Frontallappen genannt – und der Schläfenlappen bzw. Temporallappen betroffen. Die mikroskopische Klinik wurde jedoch noch nicht ausreichend erforscht, so dass es noch an Erklärungen für den Untergang der Neuronen in diesen Gehirnlappen mangelt. Es wird davon ausgegangen, dass – ähnlich der mikroskopischen Klinik der DAT - die Ablagerung spezifischer Proteinmoleküle für den Untergang der Nervenzellen verantwortlich ist. Die FTLD lässt sich in drei Kategorien aufteilen (siehe Tab. 4, S. 11).[43] Innerhalb dieser Ausarbeitung wird jedoch, aufgrund der Seitenbeschränkung durch die Richtlinien des wissenschaftlichen Arbeitens, lediglich auf die erste Form – die FTD – eingegangen.

Drei klinische Unterformen der FTLD
1. Frontotemporale Demenz (FTD)
2. Semantische Demenz
3. Progrediente, nichtflüssige Aphasie

Tab. 4: Klinische Unterformen der FTLD.[44]

Die FTD ist innerhalb neuropathologischer Untersuchungen die dritthäufigste Ursache für neurodegenerative Demenzen.[45] Dennoch gilt die FTD als selten, da oftmals die Gesamtanzahl der Demenzpatienten zur Beurteilung der Häufung betrachtet wird. Wird aber die Altersgruppe der unter 70-jährigen in den Fokus gebracht, so ist festzustellen, dass die Häufigkeit der FTD in etwa der der DAT entspricht. Zusammengefasst bedeutet dies, dass vor allem bei jüngeren Patienten

---

[43]Vgl.: https://www.deutsche-alzheimer.de/fileadmin/alz/pdf/factsheets/infoblatt11_frontotemporale_demenz.pdf (abgerufen am: 04.09.2017).

[44] In Anlehnung an: https://www.deutsche-alzheimer.de/fileadmin/alz/pdf/factsheets/infoblatt11_frontotemporale_demenz.pdf (abgerufen am: 04.09.2017).

[45] Vgl.: Brun, A. et al. (1994), S. 416-418.

differenzial diagnostische Untersuchungen durchgeführt werden sollten.

Sehr lange wurde die FTD auch als Morbus Pick bzw. Pick-Krankheit bezeichnet.[46] Dieser Begriff ist immer noch in vielen Lehrbüchern zu finden, jedoch gilt dieser als veraltet und wird daher nicht mehr verwendet.[47] Symptomatisch äußert sich die FTD, wie bereits erwähnt, in Verhaltensauffälligkeiten. Daher wird hierfür auch der Begriff behavioral variant FTD (abgekürzt: bvFTD) verwendet. Doch inwiefern äußern sich die eben genannten Verhaltensauffälligkeiten? Die Betroffenen verlieren stetig ihr Empathievermögen und wirken besonders im fortgeschrittenem Stadium apathisch. Konträr zur Apathie kann es auch durchaus dazu kommen, dass die an FTD erkrankten verbale und tätige Aggressionen ausleben. Um solch Verhaltensveränderungen innerhalb des Krankheitsprozesses zu dokumentieren und festzustellen, gibt es verschiedenste Tests und Fragebögen.[48] Diese werden jedoch innerhalb dieser Ausarbeitung nicht näher erläutert. Zuletzt wird ein Blick auf die Risikofaktoren für eine FTD geworfen. Derzeit gibt es lediglich Kenntnisse über genetisch bedingte Ursachen. Das bedeutet, dass die Erkrankung aufgrund einer Mutation bestimmter Gene entsteht. Nicht-genetisch bedingte Risikofaktoren wurden bisher nicht ausreichend erforscht.[49]

5.1.4 Lewy-Körperchen Demenz

Die Lewy-Körperchen Demenz bzw. die Demenz mit Lewy-Körperchen (abgekürzt: DLK) kann sowohl als eigenständige Erkrankung, aber auch als Begleiterkrankung einer primär vorhandenen Krankheit, wie bspw. bei Morbus Parkinson auftreten.[50] Mehr als 20 Prozent der Morbus Parkinson Erkrankten entwickeln im Krankheitsverlauf eine DLK. Die DLK zählt neuropathologisch gesehen zu der zweithäufigsten degenerativen demenziellen Erkrankung.[51] Die Risikofaktoren für eine DLK konnten bisher nicht eindeutig festgestellt werden. Es ist jedoch bekannt, dass die DLK durch Veränderungen innerhalb der DNA (Abkürzung für Desoxyribonukleinsäure) – also Mutationen spezifischer Gene – hervorgerufen wird.

---

[46] Vgl.: Spatt, J. (2013), S. 16.

[47] Vgl.: https://www.deutsche-alzheimer.de/fileadmin/alz/pdf/factsheets/infoblatt11_frontotemporale_demenz.pdf (abgerufen am: 04.09.2017).

[48] Vgl.: Spatt, J. (2013), S. 16-17.

[49] Vgl.: https://www.deutsche-alzheimer.de/fileadmin/alz/pdf/factsheets/infoblatt11_frontotemporale_demenz.pdf (abgerufen am: 04.09.2017).

[50] Vgl.: Rüsseler, J. (2009), S. 193.

[51] Vgl.: Jellinger, K. et al. (2000), S.929 - 932.

Somit ist bisher also nur der erblich-bedingte Risikofaktor bekannt.[52]

Ursächlich für die DLK sind verstärkte Proteinablagerungen, welche gemeinsam mit Lewy-Körperchen an den Enden der Neuronen auftreten.[53] Lewy-Körperchen sind Ablagerungen, die aus Alpha-Synuclein – einem im Gehirn vorhandenem Protein – bestehen.[54] Dies stellt ein massives Problem dar, da hier die Weitergabe der neuronalen Erregungsweiterleitung stattfindet. Somit kann diese nur noch bedingt bzw. gestört von statten gehen. Nehmen die Ablagerungen der Proteine stetig zu, so kann es zum endgültigen Verlust der Nervenzellen und somit zu Ausfallserscheinungen kommen.[55] Die Kardinalsymptome einer DLK sind zunehmende Störungen der Aufmerksamkeit und Wachheit, sich wiederholende Halluzinationen, sowie das Auftreten von Parkinson-Symptomen, wie beispielsweise Gangstörungen oder ein vorhandener Tremor.[56] Zudem ist ein fortschreitender kognitiver Abbau, welcher sich negativ auf das soziale und berufliche Umfeld auswirkt, die Voraussetzung um überhaupt von einer DLK ausgehen zu können. Neben den eher typischen Parkinson-Symptomen, existieren weitere Symptome, die die Diagnose DLK stützen. Zu diesen zählen wiederholte Stürze, ein systematischer Wahn, Synkopen und eine Empfindlichkeit gegenüber Antipsychotika. Dahingegen sprechen Apoplexe oder andere hirnorganischen Erkrankungen gegen eine DLK.[57]

5.2 Indikatoren für psychische Belastung

Ein Indikator ist ein statistisch verwertbares Anzeichen, dass dazu dient eine bestimmte Entwicklung, einen eingetretenen Zustand oder ähnliches zu beschreiben.[58] Da sich zwar ein Zusammenhang zwischen den folgenden Faktoren und einer psychischen Belastung beruflich Pflegender erkennen lässt, kann dies dennoch - aufgrund der gering vorhandenen Datenlage – nicht ohne jegliche Zweifel belegt werden. Daher wird in diesem Fall von Indikatoren gesprochen.

---

[52] Vgl.: https://www.deutsche-alzheimer.de/fileadmin/alz/pdf/factsheets/FactSheet14-2011_01.pdf (abgerufen am: 07.09.2017).

[53] Vgl.: http://www.alzheimer.de/alzheimer/alzheimer/weiteredemenzformen/lewykoerperchendemenz.html (abgerufen am: 07.09.2017).

[54] Vgl.: Heimbach, B. (2013), S.27.

[55] Vgl.: http://www.alzheimer.de/alzheimer/alzheimer/weiteredemenzformen/lewykoerperchendemenz.html (abgerufen am: 07.09.2017).

[56] Vgl.: Bernd H. / Kastner, U. (2013), S. 20.

[57] Vgl.: Deister, A. et al. (2013), S. 220.

[58] Vgl.: http://www.duden.de/rechtschreibung/Indikator#Bedeutung1 (abgerufen am: 11.09.2017).

5.2.1 Entwicklung des Pflegebedarfs

Laut dem statistischen Bundesamt gab es 2015 ca. 2,9 Millionen Pflegebedürftige in Deutschland. Davon wurde in etwa ein Drittel – also 27 Prozent - in vollstationären Heimen versorgt (siehe Abb. 2, S. 14).[59] Von allen pflegebedürftigen Personen sind wiederum ca. 1,3 Millionen – also in etwa 57 Prozent - von einer demenziellen Erkrankung betroffen.[60] Stellt man diese Zahlen nun in einen Zusammenhang, so würde dies bedeuten, dass etwa 446.310 Pflegebedürftige, welche vollstationär in Heimen versorgt sind, an einer Demenz erkrankt sind.

Pflegebedürftige 2015 nach Versorgungsart

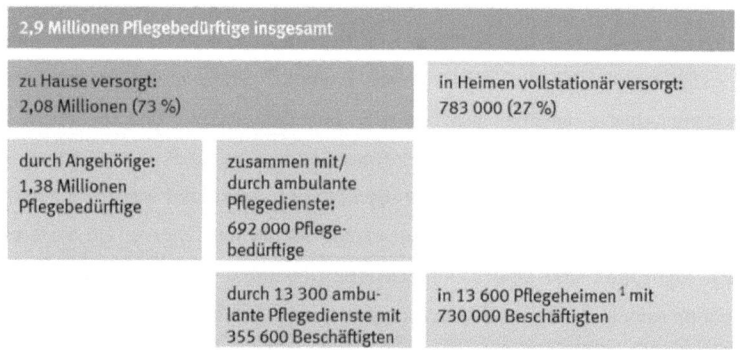

1 Einschl. teilstationärer Pflegeheime.

Abb. 2: Versorgung von Pflegebedürftigen.[61]

„Setzt man eine konstante Entwicklung der alters- und geschlechtsspezifischen Pflegehäufigkeiten voraus, so wird sich die Anzahl pflegebedürftiger Menschen in Deutschland in den nächsten 20 Jahren angesichts der steigenden Lebenserwartung um etwa die Hälfte erhöhen."[62] Angesichts der Prognose des BMFSFJ, dass sich die Zahl der demenziell erkrankten Personen bis 2050 verdoppeln werde, wenn es bis dato keinen Fortschritt bezüglich Therapie und Prävention gebe, ist zu erwarten, dass auch die Anzahl an vollstationär versorgten Pflegebedürftigen mit einer

---

[59] Vgl.:
https://www.destatis.de/DE/Publikationen/Thematisch/Gesundheit/Pflege/PflegeDeutschlandergebnisse5224001159004.pdf?__blob=publicationFile (abgerufen am: 12.09.2017).

[60] Vgl.: https://www.bmfsfj.de/bmfsfj/aktuelles/alle-meldungen/neues-internetportal--wegweiser-demenz--online/77932?view=DEFAULT (abgerufen am: 20.08.2017).

[61] Enthalten in:
https://www.destatis.de/DE/Publikationen/Thematisch/Gesundheit/Pflege/PflegeDeutschlandergebnisse5224001159004.pdf?__blob=publicationFile (abgerufen am: 12.09.2017).

[62] https://www.demografie-portal.de/SharedDocs/Informieren/DE/Studien/Bertelsmann_Pflege_2030.html (abgerufen am: 12.09.2017).

demenziellen Erkrankung – und somit auch der Pflegebedarf - stetig zunehmen wird.[63]

Dies stellt ein großes Problem dar, wenn die Zahl der ausgebildeten Pflegefachkräfte in den nächsten Jahren unverändert bleibt bzw. sogar abnimmt. Dass die Diskrepanz zwischen dem Bedarf und Angebot an Pflegepersonal immer größer wird, hat das statistische Bundesamt in einer 2010 erschienen Publikation zugrunde gelegt (siehe Abb. 3, S. 15).[64]

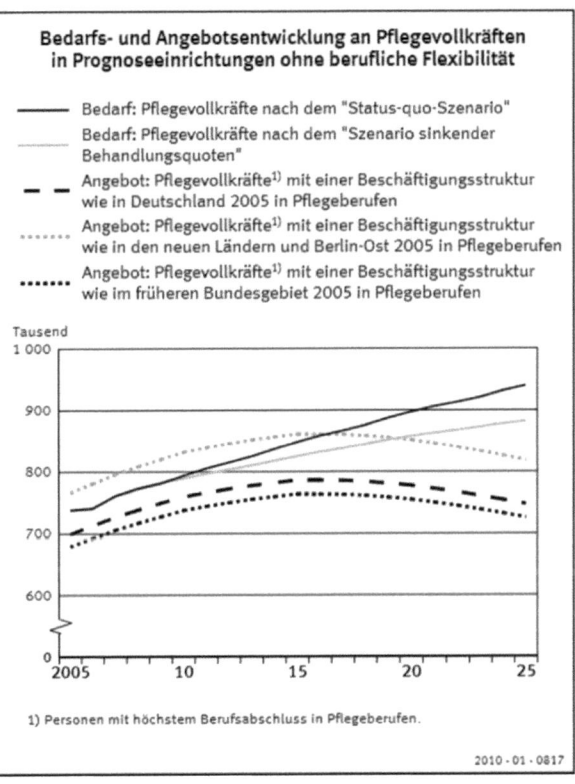

Abb. 3: Bedarfs- und Angebotsentwicklung an Pflegepersonal.[65]

[63] Vgl.: https://www.bmfsfj.de/bmfsfj/aktuelles/alle-meldungen/neues-internetportal--wegweiser-demenz–online/77932?view=DEFAULT (abgerufen am: 20.08.2017).

[64] Vgl.:
https://www.destatis.de/DE/Publikationen/WirtschaftStatistik/Gesundheitswesen/ProjektionPersonalbedarf112010.pdf?__blob=publicationFile (abgerufen am: 12.09.2017).

[65] Enthalten in:
https://www.destatis.de/DE/Publikationen/WirtschaftStatistik/Gesundheitswesen/ProjektionPersonalbedarf112010.pdf?__blob=publicationFile (abgerufen am: 12.09.2017).

5.2.2 Psychische Belastung als Grund für eine Arbeitsunfähigkeit

Wird der Gesamtkrankenstand betrachtet, so fällt auf, dass sich der Anteil der psychischen Störungen im Verlauf der letzten Jahre erhöht hat (siehe Abb. 4, S. 16). Sie sind zudem einer der häufigsten Gründe für ein vorzeitiges Ausscheiden aus der Erwerbstätigkeit. [66]

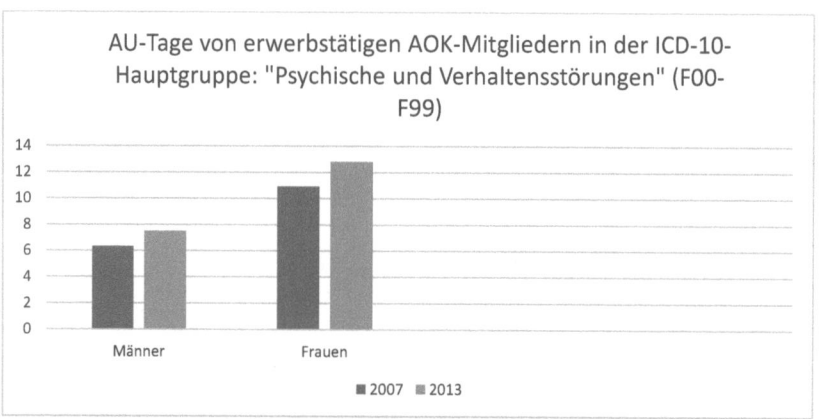

Abb. 4: Anstieg der AU-Tage aufgrund von psychischer Störungen bzw. Verhaltensstörungen.[67]

Auffällig ist zudem, dass – laut dem BKK Gesundheitsatlas - vor allem im Gesundheits- und Pflegesektor, im Vergleich zu anderen wirtschaftlichen Sektoren, die Summe der Arbeitsunfähigkeitstage (abgekürzt: AU-Tage), aufgrund von psychischen Störungen bzw. Erkrankungen größer ist (siehe Abb. 5, S. 17).[68] Es stellt sich hierbei die Frage, weshalb vor allem in dieser Branche die Zahl der AU-Tage aufgrund psychischer Belastungen konstant zunimmt? Wird die Entwicklung des Pflegebedarfs, mit speziellem Augenmerk auf die Pflege demenziell erkrankter Personen, und die psychische Belastung als Grund für eine Arbeitsunfähigkeit in Zusammenhang gebracht, so scheint die Vermutung sehr schlüssig, dass professionelle Pflegepersonen aufgrund der Entwicklung des Pflegebedarfs und der konstant zunehmende Diskrepanz zwischen Bedarf- und Angebot an Pflegepersonal eher zu psychischen Belastungen neigen.

---

[66] Vgl.: https://www.neurologen-und-psychiater-im-netz.org/psychiatrie-psychosomatik-psychotherapie/risikofaktoren/arbeitsleben/risikofaktor-arbeitsleben/ (abgerufen am: 12.09.2017).
[67] In Anlehnung an: Robert-Koch-Institut (2015), S.159.
[68] Vgl.: Kliner, K. et al. (2017), S. 28.

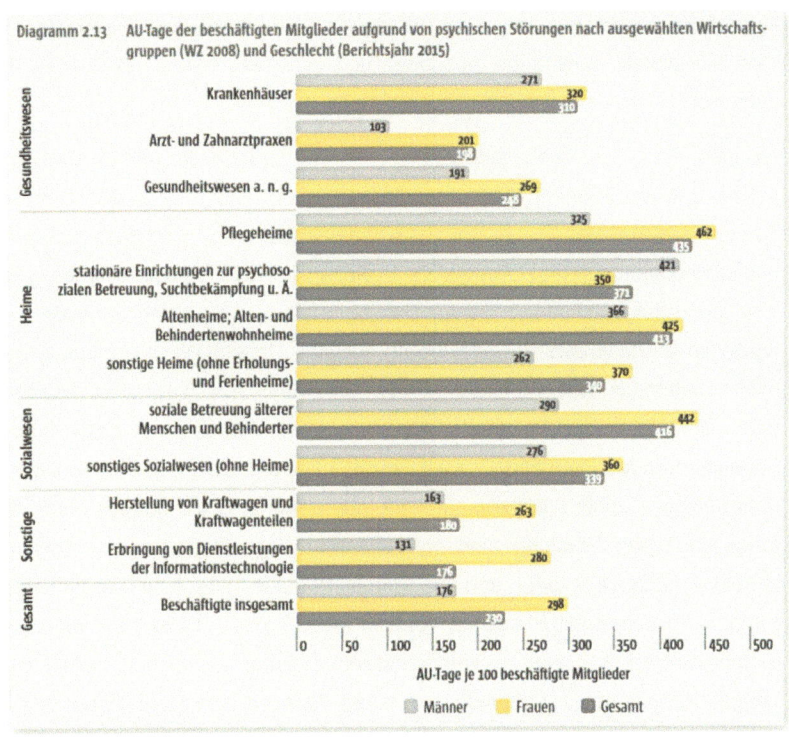

Diagramm 2.13 AU-Tage der beschäftigten Mitglieder aufgrund von psychischen Störungen nach ausgewählten Wirtschaftsgruppen (WZ 2008) und Geschlecht (Berichtsjahr 2015)

Abb. 5: AU-Tage aufgrund von psychischen Störungen nach Wirtschaftsgruppen.[69]

5.3 Gründe für psychische Belastung

5.3.1 Mangelnde fachliche Kompetenz

Eine professionelle Pflegetätigkeit erfordert ein umfassendes Kompetenzprofil. Diese
Kompetenzen lassen sich in geistige und körperliche Kompetenzen untergliedern. Zu
den geistigen Kompetenzen zählen ein umfangreiches Fachwissen in den
verschiedensten Fachbereichen, wie beispielsweise Medizin, Hygiene, Psychologie,
Recht, Sozialarbeit, und Wissen über die Handlungsabläufe pflegespezifischer
Tätigkeiten. Neben diesen fachspezifischen Kompetenzen muss auch ein hohes Maß
an Organisationskompetenz, sowie an Sozial- und Selbstkompetenz vorhanden sein.
Letzteres bedeutet, dass eine berufliche Pflegekraft in der Lage sein sollte, berufliche
Inhalte von privaten Komponenten trennen zu können – sie sollte somit eine Balance
zwischen diesen finden. Vor allem die Fach- und Methodenkompetenz wird mit Hilfe
von regelmäßigen Fort- und Weiterbildungen gefordert und gefördert. Doch auch die

---

[69] Enthalten in: Kliner, K. et al. (2017), S. 28.

körperlichen Kompetenzen sind in diesem Berufsbild von Relevanz. Neben Geschicklichkeit, wird auch Ausdauer und eine allgemeine körperliche Fitness gefordert.

All dies sind Schlüsselqualifikationen, die im Grunde für die Ausübung einer professionellen Pflegetätigkeit unabdingbar sind.[70] Besonders der Umgang mit demenziell erkrankten Patientinnen und Patienten erfordert ein hohes Maß an Fach- und Methodenkompetenz, besonders in Bezug auf das herausfordernde Verhalten bzw. der Affekthandlungen dieser. Das herausfordernde Verhalten äußert sich in typischen Verhaltensweisen, welche im sozialen Umfeld als unangepasst bzw. als nicht situationsgerecht empfunden werden. Zu diesen zählen Agitation, Aggressionen und eine allgemein verstärkte Reizbarkeit. Im Gegensatz dazu kann sich herausforderndes Verhalten, doch auch in Depressionen, Ängstlichkeit oder übermäßiger Euphorie äußern. Sehr oft haben demenziell erkrankte Menschen, im fortgeschrittenen Stadium, eine so genannte Weglauftendenz und neigen dazu vermehrt nach Hilfe oder anderen Persönlichkeiten aus ihrer Vergangenheit zu rufen.[71] Professionell Pflegende müssen hierbei in der Lage sein, mit den eben genannten Verhaltensweisen, kompetent und adäquat umzugehen. Selbst wenn die nötigen Kompetenzen verfügbar sind, ist es dennoch eine Herausforderung für die Pflegenden diese praktisch umzusetzen, da sie mit der erlebten Situation überfordert sind.[72] Weisen die beruflich Pflegende zudem eine mangelnde Selbstkompetenz vor, so ist es sehr wahrscheinlich, dass diese eine psychische Belastung aufgrund dessen entwickeln.

5.3.2 Institutionalisierung des Sterbens

Neben der mangelnden fachlichen Kompetenz, ist auch die zunehmende Institutionalisierung des Sterbens ein wesentlicher Faktor, der sich begünstigend auf die Entwicklung einer psychischen Belastung bei den beruflich Pflegenden auswirkt.[73] Da bisher für jegliche demenziellen Erkrankungen keine Therapien existieren, die zu einer Heilung der Erkrankung führen, ist die Demenz eine zum Tod führende Erkrankung.[74] Die EPACS-Studie, eine Querschnittsstudie, welche den Sterbeort von Demenzerkrankten in Rheinland-Pfalzermittelte, kam zu dem Ergebnis,

---

[70] Vgl.: Glaser, J. / Höger, Th. (2005), S. 7.

[71] Vgl.: https://www.alzheimer-euskirchen.de/bilder/content/files/Dokument1.pdf (abgerufen am: 12.09.2017).

[72] Vgl.: Höwer, E. (2008), S. 9.

[73] Vgl.: Misch, F. (2013), S.17.

[74] Vgl.: https://www.alzheimer-forschung.de/alzheimer-krankheit/behandlung.htm (abgerufen am: 13.09.2017).

dass 26,9% in einem Pflegeheim, 26,2% einem Krankenhaus und 3,2% in einer spezialisierten Hospiz- oder Palliativeinrichtung verstarben.

Die Angehörigen der demenziell erkrankten Personen – 75,5% - hätte sich gewünscht, dass diese zu Hause versterben.[75] Das Miterleben eines Todes kann sich jedoch nicht nur für die Angehörigen belastend auf die Psyche auswirken. Auch beruflich Pflegende werden mit dem Trauererleben und dem Umgang damit konfrontiert.[76] „Im wissenschaftlichen Zusammenhang werden diese Belastungen als „vicarious grief" bezeichnet. Das Konzept der Vicarious grief beschreibt, wie der Tod eines Menschen und v.a. die Trauer der ihm Nahestehenden auch bei anderen Trauer auslösen kann, selbst wenn sie mit dem Verstorbenen nicht verwandtschaftlich oder freundschaftlich verbunden waren."[77] Alexandra Vogt hat im Rahmen einer Studie mehrere Personen bezüglich der persönlichen Belastung durch das Versterben von Patientinnen und Patienten befragt, welche in Hospizen oder Pflegeheimen beschäftigt sind. Hierbei haben vor allem Altenpfleger oder Mitarbeiter, die in einer Mehrfachqualifikation, wie beispielsweise als Leitungsfunktion und als Pflegepersonal tätig sind, eine mäßige Belastung ausgesprochen (siehe Abb. 6, S. 19).[78]

Berufsgruppenzugehörigkeit	arithm. Mittel	Anzahl (n)
Mehrfachqualifikation, Pflege	5,2	18
Altenpflege	4,9	61
Pflegehelfer	4,8	46
Soziale Betreuung	4,1	15
Krankenpflege	3,7	27
Insgesamt	*4,6*	*167*

Von 0 (keine Belastung) bis 10 (sehr hohe Belastung)

Abb. 6: Ausmaß der Belastungen durch Sterben, Tod und Trauer in der stationären Pflege. [79]

Innerhalb dieser Studie wurde festgestellt, dass die Anzahl der erlebten Todesfälle kaum bzw. keine Auswirkung auf die erlebte Belastung hat. Es ist davon auszugehen, dass hierbei eher geschlechts-, berufs- und einrichtungsspezifische

[75] Vgl.: https://www.thieme-connect.com/products/ejournals/abstract/10.1055/s-0032-1322998 (abgerufen am: 13.09.2017).
[76] Vgl.: Vogt, A. (2014), S. 39.
[77] Vogt, A. (2014), S. 39.
[78] Vgl.: Vogt, A. (2014), S. 41.
[79] Enthalten in: Vogt, A. (2014), S. 41.

Parameter eine Rolle spielen.[80]

5.4 Allgemeine Präventionsmöglichkeiten für beruflich Pflegende

Es stellt sich nun die Frage, wie beruflich Pflegende eigenständig eine psychische Belastung im Umgang mit demenziell erkrankten Patientinnen und Patienten vorbeugen können. Das BMFSFJ hat hierzu Rahmenempfehlungen zum Umgang mit herausforderndem Verhalten bei Menschen mit Demenz in der stationären Altenhilfe veröffentlicht. Besonders die so genannte verstehende Diagnostik wird im Umgang mit demenziell erkrankten Personen und deren herausfordernden Verhalten empfohlen. Dies bedeutet, dass der Mensch mit Demenz in den Fokus gerät und somit auch der Mittelpunkt des Pflegeprozesses ist. Die pflegende Person sollte sich darum bemühen, das gezeigte Verhalten zu verstehen. Hierfür gibt es verschiedene Modelle, welche den beruflich Pflegenden dabei helfen sollen.[81] Zudem wird empfohlen, dass im Zuge der verstehenden Diagnostik, regelmäßige Fallbesprechungen durchgeführt werden, um Veränderungen des Erkrankten festzuhalten, den Pflegeprozess zu besprechen und somit die Pflegeplanung dementsprechend zu verändern. Des Weiteren werden Assessmentinstrumente zur Erfassung des herausfordernden Verhaltens in der pflegerischen Praxis empfohlen. Diese sollen dazu dienen, die verschiedensten Beobachtungen zu objektivieren und das Beobachtete fundiert zu beschreiben. Sie stellen eine Grundlage für die verstehende Diagnostik dar. [82]Ein wesentlicher Bestandteil im Umgang mit demenziell erkrankten Patientinnen und Patienten ist das Vorgehen der Validation nach Naomi Feil. [83] Hierbei wird der Mensch mit Demenz gewertschätzt und akzeptiert, so dass sich Handlungen speziell an den Gefühlen des demenziell erkrankten Menschen orientieren. Vor allem das Verstehen und Reagieren auf geäußerte Gefühle steht hierbei im Mittelpunkt. Der demenziell Erkrankte soll nicht aus seiner eigenen Realität gerissen werden, denn dies würde die Pflege erschweren. Stattdessen wird empfohlen die Realität des Betroffenen zu akzeptieren und auf diese einzugehen. Um diese Umgangsform korrekt anwenden zu können, bedarf es an Schulungen und Weiterbildungen für die beruflich Pflegenden. Da zur Validation vielerlei Konzepte vorhanden sind, wird sich im Rahmen der Empfehlungen durch das BMFSJF, nicht auf ein spezifisches Konzept festgelegt.

---

[80] Vgl.: Vogt, A. (2014), S. 43.
[81] Hinweis: Aufgrund der beschränkten Seitenanzahl wird auf diese hierbei nicht eingegangen.
[82] Vgl.: Bundesministerium für Familie, Senioren, Frauen und Jugend (BMFSFJ) (Hrsg.) (2006), S. 34.
[83] Vgl.: Gattringer, M. (2010), S.19.

Neben den eben genannten Empfehlungen werden auch die Erinnerungspflege, die basale Stimulation, sowie die Bewegungsförderung aufgeführt. [84]Auf diese wird jedoch nicht näher eingegangen. Durch das Umsetzen der Rahmenempfehlungen kann der Umgang mit demenziell Erkrankten erleichtert werden und kann sich somit auch präventiv auf psychische Belastungen auswirken.

5.5 Präventionsmöglichkeiten für beruflich Pflegende im Rahmen des betrieblichen Gesundheitsmanagements

Doch nicht nur die beruflich Pflegende selbst, können präventiv bezüglich psychischer Belastungen aktiv werden. Auch die Führungsetage hat die Möglichkeit im Rahmen des betrieblichen Gesundheitsmanagements zu handeln. Die Berufsgenossenschaft für Gesundheitsdienst und Wohlfahrtspflege (abgekürzt: BGW) bietet das Programm Gesundheitsförderung durch Personalentwicklung an. Hierbei handelt es sich um eine praxisorientierte Weiterbildung für Führungskräfte und Mitarbeiterinnen und Mitarbeiter des Gesundheits- und Sozialwesens, bei welcher das Programm individuell auf den Bedarf einer Einrichtung abgestimmt wird. Die Teilnehmenden werden dazu geschult, ihre eigenen Ressourcen achtsam einzusetzen und Anforderungen und Belastungen bewältigen zu können – Ausgangspunkt hierfür sind berufliche Alltagssituationen, welche hierbei aufgegriffen werden. All dies wird mittels so genannter Trainingsbausteine vermittelt (siehe Abb. 7, S. 21). [85]

---

[84] Vgl.: Bundesministerium für Familie, Senioren, Frauen und Jugend (BMFSFJ) (Hrsg.) (2006), S. 34.

[85] Vgl.: https://www.bgw-online.de/SharedDocs/Downloads/DE/Medientypen/BGW%20Broschueren/BGW04-07-006_Persoenliche-Ressourcen-staerken_Download.pdf?__blob=publicationFile (abgerufen am: 14.09.2017).

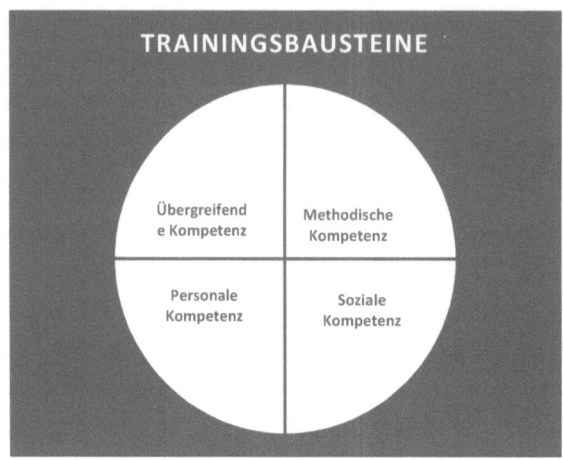

Abb. 7: Trainingsbausteine des Programms.[86]

Der Aspekt der methodischen Kompetenzen wird sowohl explizit für die Führungskräfte aufgegriffen, als auch für die Mitarbeiterinnen und Mitarbeiter. Die Führungskräfte bekommen innerhalb eines Zeitmanagement-Trainings Strategien vermittelt, welche das ökonomische und organisierte Arbeiten verbessern sollen. Ziel hierbei ist es, dass die Führungskräfte ihren Aufgaben gerecht werden und sich selbst somit vor etwaigen psychischen Belastungen schützen. Die Beschäftigten hingegen bekommen Schulungen bezüglich des selbstorganisierten Arbeitens. Die grundlegende Zielführung hierbei ist, dass die Mitarbeiterinnen und Mitarbeiter lernen die zur Verfügung stehende Arbeitszeit effektiv zu organisieren. Somit soll eine Überbelastung durch Zeitmangel entgegengewirkt werden. Der darauf aufbauende Trainingspart beschäftigt sich mit den sozialen Kompetenzen. Vor allem das bewusste Kommunizieren steht hierbei im Fokus. Sowohl die Beschäftigten, als auch die Führungskräfte sollen Wissen über Kommunikationsfehler, Arten der Kommunikation und Möglichkeiten, wie sich Konflikte konstruktiv und effektiv lösen lassen, vermittelt bekommen. Der wohl bedeutendste Kurs innerhalb des Programms beschäftigt sich mit den personalen Kompetenzen. Vor allem die Stressbewältigung steht hier im Mittelpunkt. Es wird auf verschiedenste Möglichkeiten zur Stressbewältigung, wie beispielsweise Atemübungen, Entspannungstechniken oder Sport eingegangen. Hierbei gibt es auch die Möglichkeit, dass die Führungsetage

---

[86] In Anlehnung an: https://www.bgw-online.de/SharedDocs/Downloads/DE/Medientypen/BGW%20Broschueren/BGW04-07-006_Persoenliche-Ressourcen-staerken_Download.pdf?__blob=publicationFile (abgerufen am: 14.09.2017).

dies für die Beschäftigten anbietet, so dass die Beschäftigten eine so genannte Work-Life-Balance entwickeln und aufrechterhalten können. Gleichzeitig werden auch Kompetenzen zur alternativen Stressbewertung vermittelt. Psychische Belastungen werden durch negative Einstellungen bezüglich verschiedener Beanspruchungen und Stresssituationen begünstigt. Ein angemessener Umgang wird mittels eines Anti-Stress-Trainings eingeübt. Dies erfolgt mittels dem Durchlaufen verschiedener Fragestellungen (siehe Tab. 5, S. 23) [87]

Methoden des Anti-Stress-Trainings der BGW
1. *Perspektivenwechsel:* Würde eine andere Person diese Situation genauso bewerten?
2. *Zeitliche Distanz:* Denken Sie in einigen Tagen genauso über die Situation?
3. *Modelllernen:* Wie stellen Sie sich den erfolgreichen Umgang mit dieser Situation vor?
4. *Vorbeugung:* Welche Handlungsmuster kennen Sie, um etwaige Probleme vorzubeugen?

Tab. 5: Methoden des Anti-Stress-Trainings. [88]

Der letzte Baustein des Programms beschäftigt sich mit den übergreifenden Kompetenzen. Hierbei stehen vor allem Transferleistungen der vorherigen Trainingseinheiten im Fokus. Gespräche mit den Führungskräften sollen den Erfolg des Programms Gesundheitsförderung durch Personalentwicklung sichern. Es werden berufsspezifische Szenarien besprochen, wie beispielsweise der Umgang mit Burn-Out, zu welchen die Führungskräfte bestimmte Handlungsstrategien, anhand des neu erlernten Wissens entwickeln sollen. Die Gesundheitsförderung ist die

---

[87] Vgl.: https://www.bgw-online.de/SharedDocs/Downloads/DE/Medientypen/BGW%20Broschueren/BGW04-07-006_Persoenliche-Ressourcen-staerken_Download.pdf?__blob=publicationFile (abgerufen am: 14.09.2017).
[88] In Anlehnung an: https://www.bgw-online.de/SharedDocs/Downloads/DE/Medientypen/BGW%20Broschueren/BGW04-07-006_Persoenliche-Ressourcen-staerken_Download.pdf?__blob=publicationFile (abgerufen am: 14.09.2017).

zentrale Aufgabe der Führungskräfte. Neben dem Anbieten adäquater Arbeitsbedingungen, müssen die Führungskräfte neben den körperlichen und psychischen Ressourcen ihrer Mitarbeitenden, auch die mitarbeiterspezifischen Risiken erkennen und einschätzen. Nur so können Belastungen – obgleich körperlich oder psychisch – frühzeitig erkannt und vermieden werden.[89]

6 Diskussion

Abschließend stellt sich die Frage, ob die Forschungsfrage mittels der gewählten Methodik adäquat beantwortet werden konnte. Aufgrund der mangelnden Zeit wurde keine Befragung oder Querschnittstudie durchgeführt. Dies wäre jedoch sehr sinnvoll gewesen, da explizit zu der gewählten Thematik kaum Studien existieren. Es ist fraglich, ob die Pflege demenzieller Erkrankten tatsächlich nennenswerte psychische Belastungen der beruflich Pflegenden zur Folge haben kann. Dies konnte aufgrund der gewählten Methodik nicht ausreichend erarbeitet werden. Hierfür bedarf es ebenfalls wissenschaftlich angelegte Studien. Zudem wäre auch Expertengespräch mit einer Führungskraft denkbar gewesen, um bereits vorhandene Präventionsmöglichkeiten beim Dualen Partner erschließen zu können.

7 Zusammenfassung

Durch den demographischen Wandel nimmt die Zahl der demenziell erkrankten Personen konstant zu. Somit ist die Demenz eine der relevantesten Erkrankungen im Alter. Die Demenz ist ein vielseitiges Krankheitsbild mit einem großen Spektrum an Ursachen und Symptomen. Um demenziell erkrankte Patientinnen und Patienten adäquat behandeln und pflegen zu können, bedarf es ein hohes Maß an Methodenkompetenz. Diese kann durch regelmäßige Fort- und Weiterbildungen geschult und gefördert werden. Neben der Methodenkompetenz spielt auch die psychische Ausgeglichenheit der Beschäftigten eine immens große Rolle in Bezug auf die Pflege demenziell erkrankter Menschen. Es ist somit essentiell, dass die Pflegenden die berufliche Problematik und Belastung von der privaten trennen können. Doch nicht nur die Pflegenden haben die Aufgabe, auf ihre psychische Gesundheit in diesem Berufsfeld zu achten. Die Führungsebene der Krankenhäuser und Pflegeheime steht in der Verantwortung, ihren Mitarbeitenden jegliche Möglichkeiten, die zur psychischen Entlastung und somit zur Gesundheitsförderung beitragen, zu ermöglichen.

---

[89] Vgl.: https://www.bgw-online.de/SharedDocs/Downloads/DE/Medientypen/BGW%20Broschueren/BGW04-07-006_Persoenliche-Ressourcen-staerken_Download.pdf?__blob=publicationFile (abgerufen am: 14.09.2017).

8 Ausblick

Diese Arbeit wurde methodisch lediglich mittels einer systematischen Literaturrecherche erstellt. Eine Querschnittstudie bezüglich der psychischen Belastung beruflich Pflegender im Umgang mit demenziell erkrankten Patientinnen und Patienten, wäre methodisch ein Ansatz für weitere wissenschaftliche Arbeiten. Zudem wäre es interessant, ob in den Donau-Ries Kliniken und Seniorenheimen des gKU eine psychische Belastung beruflich Pflegender im Umgang mit demenziell erkrankter Patientinnen und Patienten existiert und inwiefern sich diese auswirkt und welche Präventionsmöglichkeiten die Donau-Ries Kliniken und Seniorenheimen des gKU, ihren Beschäftigten hierfür anbieten.

9 Anhang

Glossar

Agitation:

„Unter Agitiertheit (auch: Agitation) versteht man einen Zustand der innerlichen Erregung, der sich durch einen unstillbaren Bewegungsdrang äußert. Agitationszustände können als Symptom verschiedener psychischer Erkrankungen auftreten oder als Nebenwirkung bei der Einnahme bestimmter Medikamente vorkommen." [90]

Aphasie:

„Eine Aphasie ist eine zentrale Störung der Fähigkeit, Sprache zu verarbeiten. Dabei sind immer alle sprachlichen Ausdrucksformen, Sprechen, Verstehen, Lesen und Schreiben betroffen, wenn auch in unterschiedlichem Ausmaß." [91]

Apoplex:

Synonym für Schlaganfall [92]

Betriebliches Gesundheitsmanagement:

„Betriebliches Gesundheitsmanagement ist das systematische Strukturieren und Evaluieren einzelner gesundheitsförderlicher Maßnahmen mit dem Ziel der Steigerung der Mitarbeitergesundheit bzw. -leistungsfähigkeit sowie der Fehlzeitreduktion bzw. Fehlzeitensenkung." [93]

Demographischer Wandel:

„Ausdruck, der sich für die Vorgänge der demografischen Alterung in der Öffentlichkeit und Presse eingebürgert hat. Demografische Alterung ist jedoch der wissenschaftlich korrekte Ausdruck." [94]

---

[90] https://www.gesundheit.de/krankheiten/gehirn-und-nerven/alzheimer-und-demenz/agitiertheit (abgerufen am: 16.09.2017).

[91] http://www.sprachtherapie-intensiv.de/meine-patienten/aphasie-2/ (abgerufen am: 16.09.2017).

[92] Vgl.: http://www.duden.de/rechtschreibung/Apoplexie (abgerufen am: 16.09.2017).

[93] http://www.gesundheitsmanagement24.de/praxiswissen-gesundheitsmanagement/definition-betriebliches-gesundheitsmanagement/ (abgerufen am: 16.09.2017).

[94] http://wirtschaftslexikon.gabler.de/Definition/demografischer-wandel.html (abgerufen am: 16.09.2017).

Dysphagie:

Synonym für Schluckstörung[95]

Hypoxisch-ischämische Hirnläsionen:

Schädigung des Gehirns, die durch Sauerstoffunterversorgung, und eine pathologische Veränderung bzw. eines Verschlusses eines Blutgefäßes, mit einer daraus resultierenden Durchblutungsstörung, entsteht. [96] [97] [98]

Morbus Parkinson:

„Morbus Parkinson (auch: Parkinson Krankheit, Parkinson Syndrom oder Parkinson) gilt als eine der häufigsten Krankheiten im Alter und ist eine chronische Erkrankung des Nervensystems, bei der Nervenzellen im Mittelhirn sukzessive absterben. Als typische Symptome von Parkinson gelten Muskelzittern (Tremor), Bewegungsarmut (Akinese) und Muskelstarre (Rigor)."[99]

Prävalenz:

„Rate der zu einem bestimmten Zeitpunkt oder in einem bestimmten Zeitabschnitt an einer bestimmten Krankheit Erkrankten (im Vergleich zur Zahl der Untersuchten)"[100]

Pflegebedürftig:

„Pflegebedürftig im Sinne dieses Buches sind Personen, die gesundheitlich bedingte Beeinträchtigungen der Selbständigkeit oder der Fähigkeiten aufweisen und deshalb der Hilfe durch andere bedürfen. Es muss sich um Personen handeln, die körperliche, kognitive oder psychische Beeinträchtigungen oder gesundheitlich bedingte Belastungen oder Anforderungen nicht selbständig kompensieren oder bewältigen können. Die Pflegebedürftigkeit muss auf Dauer, voraussichtlich für mindestens sechs Monate, und mit mindestens der in § 15 festgelegten Schwere bestehen."[101]

---

[95] Vgl.: http://www.duden.de/rechtschreibung/Dysphagie (abgerufen am: 16.09.2017).
[96] Vgl.: http://www.medwob.com/de/746.html (abgerufen am: 16.09.2017).
[97] Vgl.: http://www.duden.de/rechtschreibung/ischaemisch (abgerufen am: 16.09.2017).
[98] Vgl.: http://www.duden.de/rechtschreibung/Hypoxie (abgerufen am: 16.09.2017).
[99] https://www.pflege.de/leben-im-alter/krankheiten/parkinson/ (abgerufen am: 16.09.2017).
[100] http://www.duden.de/rechtschreibung/Praevalenz (abgerufen am: 16.09.2017).
[101] http://www.sozialgesetzbuch-sgb.de/sgbxi/14.html (abgerufen am: 16.09.2017).

Professionell Pflegende:

Examinierte Gesundheits- und Krankenpflegende bzw. examinierte Altenpflegende mit einer dreijährigen Ausbildung.

Transitorische ischämische Attacke (TIA):

„Bei der transitorischen ischämischen Attacke, kurz TIA, handelt es sich um eine in ihrer Symptomatik dem Schlaganfall ähnelnde, vorübergehende neurologische Störung, welche auf eine Mikroembolie im Gehirn zurück zu führen ist. Der Definition nach dauert eine TIA nicht länger als 24 Stunden, im Schnitt liegt die Dauer bei etwa einer bis zwei Stunden." [102]

---

[102] http://flexikon.doccheck.com/de/Transitorische_isch%C3%A4mische_Attacke (abgerufen am: 16.09.2017).

10 Quellenverzeichnis

10.1 Literaturverzeichnis

Andersen, K. / Breteler MM. / Copeland, JR. / Dartigues, JF. / Di Carlo, A. / Fratiglioni, L. / Hofman A. / Jagger, C. / Launer, LJ. / Lobo, A. / Martinez-Lage, J. / Soininen, H. (2000): Prevalence of dementia and major subtypes in Europe: A collaborative study of population-based cohorts. Neurologic Diseases in the Elderly Research Group in: Neurology, Jg. 54, Nr. 11, S. 4-9

Bernd, H. / Kastner, U. (2013): Pflegewissen, Demenz, 1. Auflage, München Berufsgenossenschaft für Gesundheitsdienst und Wohlfahrtspflege (BGW) (Hrsg.) (2015): Gesunde Führung, gesunde Beschäftigte, BGW Personalkompetenz, Gesundheitsförderung durch Personalentwicklung

Bundesministerium für Familie, Senioren, Frauen und Jugend (BMFSFJ) (Hrsg.) (2006): Aktuelle Forschung und Projekte zum Thema Demenz, Berlin

Ratgeber zur Prävention und Gesundheitsförderung

Brun, A. / Englund, B. / Gustafson, L. (1994): Clinical and neuropathological criteria for frontotemporal dementia in Journal of Neurology, Neurosurgery & Psychiatry, Jg. 57, S. 416 -418

Deister, A. / Laux, G. / Möller, H. (2013): Duale Reihe Psychiatrie, Psychosomatik und Psychotherapie, 5. Auflage, Stuttgart

Diehl, J. / Förstl, H. / Kurz, A. / Mackenzie, I.R. (2003): Die frontotemporale Demenz, Ergebnisse der „Frontotemporal Dementia & Pick´s Disease Conference" in: Der Nervenarzt, Jg. 74, Nr. 9, S. 785 – 788

Duale Hochschule Baden-Württemberg (2015): Studien- und Prüfungsordnung für die Bachelorstudiengänge im Studienbe-reich Sozialwesen der Dualen Hochschule Baden-Württemberg (DHBW) (Studien- und Prüfungsordnung DHBW Sozialwesen - StuPrO DHBW Sozialwesen)

Gattringer, M. (2010): Wertschätzung für den alten Menschen in ProCare, Jg. 15, Nr. 1-2, S. 19

Glaser, J. / Höger, Th. (2005): Probleme und Lösungen in der Pflege aus Sicht der Arbeits- und Gesundheitswissenschaften, Dortmund

Günther,L. (2015): Arbeit darf nicht krank machen!, Psychische Belastungen in Pflegeberufen, Eine ressourcenorientierte Gesundheitsförderung durch die Betriebliche Sozialarbeit, 1. Auflage, Hamburg

Grond, E. (2005): Pflege Demenzkranker, 3. Auflage, Hannover

Haberstroh, J. (2008): Berufliche psychische Belastungen, Ressourcen und Beanspruchungen von Altenpflegern in der stationären Dementenbetreuung, 1. Auflage, Darmstadt.

Heimbach, B. (2013): Die Lage der Lewy-Körperchen bestimmt den klinischen Verlauf in: DNP – Der Neurologe und Psychiater, Jg. 14, Nr. 11, S. 27

Höwel, E. (2008): Herausforderndes Verhalten bei Menschen mit Demenz: Erleben und Strategien Pflegender, Stuttgart

Jellinger, K. / Poewe, W. / Ransmayr, G. / Seppi, K. / Wenning, G.K. (2000): Demenz mit Lewy-Körperchen in: Der Nervenarzt, Jg. 71, Nr. 12, S. 929 - 935

Jerich, L. (2016): Wellnessfaktor psychische Gesundheit, Gesundheitsförderung durch Ressourcenaktivierung, Wiesbaden

Kliner, K. / Rennert, D. / Richter, M. (2017). BKK Gesundheitsatlas 2017, Gesundheit und Arbeit – Blickpunkt Gesundheitswesen, Berlin

Lind,S. (2007):Demenzkranke Menschen pflegen, Grundlagen – Strategien – Konzepte, 2. Auflage, Bern

Misch, F. (2013): Psychische Belastungen beruflich Pflegender im Umgang mit Demenzerkrankten in der stationären Altenhilfe, Wie steht es mit der Führungsverantwortung?, 1. Auflage, München.

Misch, F. (2014): Psychische Belastungen in der stationären Altenpflege, Der Umgang mit Demenzerkrankten und der Einfluss des Führungsverhaltens auf die Gesundheit der Pflegenden, 1. Auflage, Hamburg.

Neubert, N. (2004): Krankheitsbild Demenz, Definition, Formen und Stadien,

1. Auflage, München

Riechert, I. (2014): Psychische Störungen bei Mitarbeitern: Ein Leitfaden für Führungskräfte und Personalverantwortliche - von der Prävention bis zur Wiedereingliederung, Berlin

Robert-Koch-institut (Hrsg.) (2015): Gesundheitsberichterstattung des Bundes gemeinsam getragen von RKI und Destatis, Gesundheit in Deutschland, Berlin

Rüsseler, J. (2009): Neuropsychologische Therapie: Grundlagen und Praxis der Behandlung kognitiver Störungen bei neurologischen Erkrankungen, o.O.

Sonntag, K. / von Reibnitz, Ch. (2014): Versorgungskonzepte für Menschen mit Demenz, Praxishandbuch und Entscheidungshilfe, Berlin

Spatt, J. (2013): Frontotemporale Demenz, Untertypen und Besonderheiten in: Psychopraxis, Jg. 16, Nr. 3, S. 15-18

Staatsministerium für Wirtschaft, Arbeit und Verkehr des Freistaates Sachsen (Hrsg.) (2006): Prävention psychischer und physischer Fehlbelastungen in der ambulanten Pflege.

Vogt, A. (2014): Belastungen von Mitarbeitern in der stationären Pflege durch das Miterleben von Sterben, Tod und Trauer in: HeilberufeScience, Jg. 5, Nr. 2, S. 38-44

Wehmeier, F. (2012): Auswirkungen der demografischen Entwicklung in Deutschland hinsichtlich des Krankheitsbildes Demenz für das Management sowie die Ärzte und Pflegekräfte in Krankenhäusern, 1. Auflage, Bielefeld

10.2 Internetquellenverzeichnis

Alzheimer.de:

http://www.alzheimer.de/alzheimer/alzheimer/weiteredemenzformen/lewykoerperchen demenz.html (abgerufen am: 07.09.2017).

Alzheimer Europe:

http://www.alzheimer-europe.org/EN/Research/European-Collaboration-on-Dementia/Prevalence-of-dementia/Prevalence-of-dementia-in-Europe (abgerufen am: 20.08.2017)

Alzheimer Euskirchen:

https://www.alzheimer-euskirchen.de/bilder/content/files/Dokument1.pdf   (abgerufen am: 12.09.2017)

Alzheimer Forschung:

https://www.alzheimer-forschung.de/alzheimer-krankheit/behandlung.htm   (abgerufen am: 13.09.2017)

Berufsgenossenschaft für Gesundheitsdienst und Wohlfahrtspflege (BGW):

https://www.bgw-online.de/DE/Arbeitssicherheit-Gesundheitsschutz/Grundlagen-Forschung/Psychologie-Gesundheitsfoerderung/Gesundheitsfoerderung/Gesundheitsfoerderung_node.html (abgerufen am: 07.07.2017)

Berufsgenossenschaft für Gesundheitsdienst und Wohlfahrtspflege (BGW):

http://docplayer.org/9319477-Psychische-belastungen-aus-sicht-der-bgw-schwerpunkt-pflegebereich.html (abgerufen am: 07.07.2017)

Cochrane Deutschland:

http://www.cochrane.de/sites/cochrane.de/files/public/uploads/20130517_Manual_Lit eraturrecherche_Final-1.pdf (abgerufen am: 15.09.2017)

Bundesministerium für Familie, Senioren, Frauen und Jugend (BMFSFJ):

https://www.bmfsfj.de/bmfsfj/aktuelles/alle-meldungen/neues-internetportal--wegweiser-demenz--online/77932?view=DEFAULT (abgerufen am: 20.08.2017)

Demografie Portal:

https://www.demografie-portal.de/SharedDocs/Informieren/DE/Studien/Bertelsmann_Pflege_2030.html (abgerufen am: 12.09.2017)

Deutsche Alzheimer Gesellschaft (DalzG):

https://www.deutsche-alzheimer.de/die-krankheit.html (abgerufen am: 06.2017)

Deutsche Alzheimer Gesellschaft (DalzG):

https://www.deutsche-alzheimer.de/die-krankheit/die-alzheimer-krankheit.html (abgerufen am: 10.08.2017)

Deutsche Alzheimer Gesellschaft (DalzG):

https://www.deutsche-alzheimer.de/fileadmin/alz/pdf/factsheets/FactSheet02_01.pdf (abgerufen am: 20.08.2017)

Deutsche Alzheimer Gesellschaft (DalzG):

https://www.deutsche-alzheimer.de/fileadmin/alz/pdf/factsheets/FactSheet04.pdf (abgerufen am: 11.08.2017)

Deutsche Alzheimer Gesellschaft (DalzG):

https://www.deutsche-alzheimer.de/ueber-uns/aktuelles/artikelansicht/artikel/die-zahl-der-demenzkranken-steigt-jaehrlich-um-40000.html

(abgerufen am: 05.07.2017)

Deutsche Alzheimer Gesellschaft (DalzG):

https://www.deutsche-alzheimer.de/fileadmin/alz/pdf/factsheets/infoblatt11_frontotemporale_demenz.pdf (abgerufen am: 04.09.2017)

Deutsche Alzheimer Gesellschaft (DalzG):

https://www.deutsche-alzheimer.de/fileadmin/alz/pdf/factsheets/FactSheet14-2011_01.pdf (abgerufen am: 07.09.2017).

Deutsches Institut für medizinische Dokumentation und Information (DIMDI):

http://www.dimdi.de/static/de/klassi/icd-10-who/index.htm (abgerufen am: 30.08.2017)

Duden:

http://www.duden.de/rechtschreibung/Indikator#Bedeutung1 (abgerufen am: 11.09.2017)

Duden:

http://www.duden.de/rechtschreibung/Dysphagie (abgerufen am: 16.09.2017)

Duden:

http://www.duden.de/rechtschreibung/ischaemisch (abgerufen am: 16.09.2017)

Duden:

http://www.duden.de/rechtschreibung/Hypoxie (abgerufen am: 16.09.2017)

Duden:

http://www.duden.de/rechtschreibung/Praevalenz (abgerufen am: 16.09.2017)

Duden:

http://www.duden.de/rechtschreibung/Apoplexie (abgerufen am: 16.09.2017)

Gesundheit.de:

https://www.gesundheit.de/krankheiten/gehirn-und-nerven/alzheimer-und-demenz/agitiertheit (abgerufen am: 16.09.2017)

Gesundheitsmanagement:

http://www.gesundheitsmanagement24.de/praxiswissen-gesundheitsmanagement/definition-betriebliches-gesundheitsmanagement/ (abgerufen am: 16.09.2017)

Institut für betriebliche Gesundheitsförderung (BGF):

http://www.bgf-institut.de/uploads/media/BGF_Brosch%C3%BCre_Pflege-deine-gesundheit_01.pdf (abgerufen am: 06.07.2017)

Medwob:

http://www.medwob.com/de/746.html (abgerufen am: 16.09.2017)

Neurologen und Psychiater im Netz: - Das Informationsportal zur psychischen Gesundheit und Nervenerkrankungen:

https://www.neurologen-und-psychiater-im-netz.org/psychiatrie-psychosomatik-psychotherapie/risikofaktoren/arbeitsleben/risikofaktor-arbeitsleben/ (abgerufen am: 12.09.2017)

Pflege.de

https://www.pflege.de/leben-im-alter/krankheiten/parkinson/ (abgerufen am: 16.09.2017)

Sozialgesetzbuch:

http://www.sozialgesetzbuch-sgb.de/sgbxi/14.html (abgerufen am: 16.09.2017).

http://flexikon.doccheck.com/de/Transitorische_isch%C3%A4mische_Attacke (abgerufen am: 16.09.2017)

Sprachtherapie Intensiv:

http://www.sprachtherapie-intensiv.de/meine-patienten/aphasie-2/ (abgerufen am: 16.09.2017)

Springer Verlag:

https://link.springer.com/article/10.1007%2Fs00115-002-1317-0?LI=true   (abgerufen am: 01.09.2017)

Thieme:

https://www.thieme-connect.com/products/ejournals/abstract/10.1055/s-0032-1322998 (abgerufen am: 13.09.2017)

Wegweiser Demenz:

https://www.wegweiser-demenz.de/informationen/medizinischer-hintergrund-demenz/demenz-symptome-und-verlauf.html (abgerufen am: 24.08.2017)

Wegweiser Demenz:

https://www.wegweiser-demenz.de/informationen/medizinischer-hintergrund-demenz/weitere-demenzformen/vaskulaere-demenz.html   (abgerufen   am: 01.09.2017)

Wirtschaftslexikon:

http://wirtschaftslexikon.gabler.de/Definition/demografischer-wandel.html   (abgerufen am: 16.09.2017)

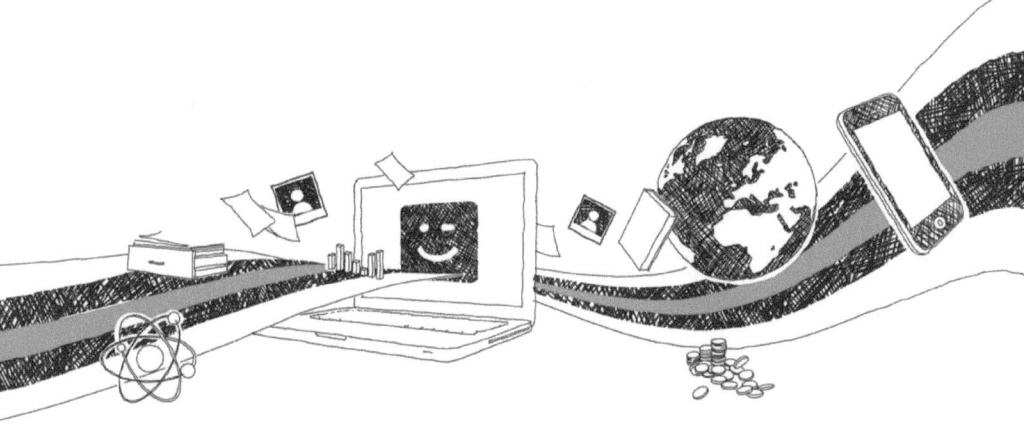
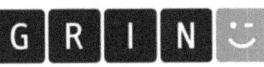